U0582533

有爱,不"帕"

扫码解锁 ▶ **更多优质资源**

AI康复助手

AI康复助手全天候在线,与你互动问答,为你解读本书内容。

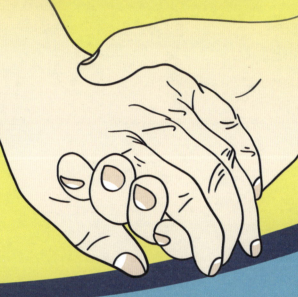

03 专家团队线上答疑
帕金森病专家线上为您提供专业、权威的解答。

04 『帕友』交流互助群
关注心理健康,全面全程管理。

01 配套电子书
正版书免费获得电子指导手册,方便随时阅读学习。

02 康复示范视频
正版书免费获得康复示范视频,康复训练更专业。

助您知"帕"抗"帕",携手健康,共筑希望!

帕金森病
居家康复运动指导

方伯言　主编

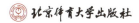

北京体育大学出版社

责任编辑：殷　亮

责任校对：陈　桐

图书在版编目（CIP）数据

帕金森病居家康复运动指导 / 方伯言主编. -- 北京：北京体育大学出版社，2024. 6. -- ISBN 978-7-5644-4111-1

Ⅰ. R742.509

中国国家版本馆 CIP 数据核字第 2024N464N1 号

帕金森病居家康复运动指导
PAJINSENBING JUJIA KANGFU YUNDONG ZHIDAO

出版发行：北京体育大学出版社
地　　址：北京市海淀区农大南路 1 号院 2 号楼 2 层办公 B-212
邮　　编：100084
网　　址：http://cbs.bsu.edu.cn
发 行 部：010-62989320
邮 购 部：北京体育大学出版社读者服务部 010-62989432
印　　刷：三河市龙大印装有限公司
开　　本：787 mm×1092 mm　1/32
成品尺寸：130 mm×185 mm
印　　张：3.75
字　　数：48 千字
版　　次：2024 年 6 月第 1 版
印　　次：2024 年 6 月第 1 次印刷
定　　价：39.00 元

感谢"嘉医有品"

对本书出版给予的支持!

本书编委会

主　编

方伯言

副主编

甄巧霞　闫红娇

编　委

（按姓氏笔画顺序）

王　平　王会奇　王瑞丹

刘　翠　刘永红　齐　琳

李珍珍　甄　颐　潘化杰

前　言

　　帕金森病是一种中老年人常见的神经系统变性疾病，该病的症状表现不仅有运动迟缓、静止性震颤、肢体僵硬、姿势步态异常，还有很多非运动症状，如嗅觉减退、便秘、抑郁、睡眠障碍等，严重影响了患者的生活质量。除了发病初期要进行规律的药物治疗、进展期的手术治疗，康复治疗同样能给患者的功能障碍带来有效的改善，提高患者的生活质量，防止发生并发症。

　　本书采用简单易懂的语言，结合直观的漫画和康复治疗视频，生动地展示了帕金森病患者居家康复的一些小技巧，说明了生活起居、日常活动的注意事项，希望能对患者及其家属有所帮助！

自　序

　　帕金森病是一种神经系统变性疾病，随着病情的进展会慢慢累及全身，出现多系统的功能障碍。针对这些问题，我们该如何处理？具体的康复训练方法有哪些？如何才能更好地进行疾病的全程管理，延缓病情的进展，提高生活质量？这是很多"帕友（帕金森病患者）"经常咨询的问题。

　　本书通过漫画和视频相结合的形式，更清晰地展示了应对帕金森病常见的躯干僵硬、姿势平衡异常、步态障碍等运动症状的训练方法，以及对于流涎、便秘、疼痛等非运动症状的处理，并给出了具体指导。同时，本书也针对中、晚期患者在护理过程中的注意事项给出了指导。希望这些内容对"帕友"及其家属有所帮助！

　　在此，我特别感谢北京曦谷睿成艺术发展有限公司协助制作本书的漫画内容！感谢各位编者的辛勤工作！

方伯言

2024 年 5 月

目　录

*　代表该部分内容附有视频示范。

第一章

● 帕金森病早知道

　　帕金森病是一种中老年人常见的神经系统变性疾病。它的主要病理改变为中脑黑质致密部多巴胺能神经元丧失，导致多巴胺递质生成障碍。症状表现为静止性震颤、肌强直、运动迟缓、姿势步态障碍等。

　　当您发现自己有动作变慢、肢体抖动、肢体僵硬，尤其伴随睡眠中大喊大叫、嗅觉减退等症状时，请及时就诊，早期规范化治疗可以改善预后。

第一节 认识帕金森病

一、什么是帕金森病？病因是什么？

帕金森病（Parkinson disease，PD）又称"震颤麻痹"，主要临床核心表现为运动迟缓、肌肉僵硬、静止性震颤和姿势不稳。其中，运动迟缓是最核心的表现，静止性震颤（抖动）和麻痹是该病的突出症状，而静止性震颤并不是必然表现（图1-1）。

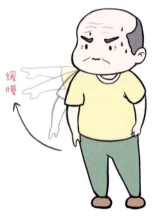
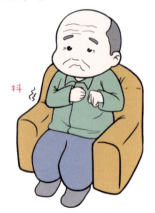

运动迟缓是最核心的表现

静止性震颤（抖动）并不是必然表现

缓慢

抖

图 1-1

帕金森病的病因除了一小部分是由致病基因导致的家族性帕金森病，绝大多数都是散发性帕金森病，没有明确的家族史和致病基因。

散发性帕金森病的病因复杂，由内在和外在的多种因素共同作用导致，包括遗传、环境、年龄老化等因素。多种因素作用的结果导致人脑的黑质致密部多巴胺能神经元减少和多巴胺分泌减少，进而引起帕金森病最核心的临床运动症状（图 1-2）。

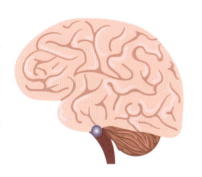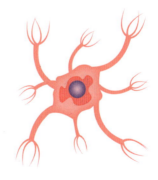

图 1-2

二、出现震颤症状一定是患有帕金森病吗？

当患者出现震颤［不自主、节律性的振荡（oscillatory），主动肌与拮抗肌的交替收缩］症状，不一定是得了帕金森病。随着医疗健康知识的普及，大众对帕金森病已有初步的认知，医生问诊时常常遇到有震颤症状的患者自我诊断为帕金森病（图1-3），这是不准确的。其实能引起身体震颤症状的原因有很多，按照病因分类，可分为以下几种类型。

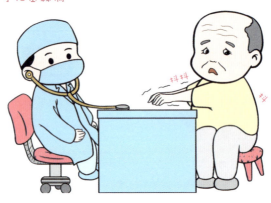

图 1-3

1. 生理性震颤

该震颤类型是指增强的生理性震颤，如紧张、劳累、生气等情况引起的震颤（图1-4），诱因解除后会缓解。

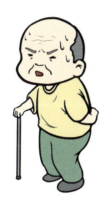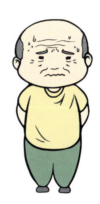

图 1-4

2. 原发性震颤

该震颤类型主要表现为上肢远端对称性、姿势性震颤（图1-5），通常在做端水杯、拿筷子等动作时出现。这种震颤振幅低、频率快，部分患者有家族遗传史，少量饮酒可以缓解，对日常生活一般无严重影响。

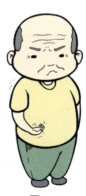

图 1-5

3. 帕金森病震颤

帕金森病引发的震颤是静止性震颤,即在不抵抗任何重力情况下出现的震颤。该震颤类型具有不对称性,频率为4~6Hz,有潜伏期。当患者手臂伸出时,震颤消失,但数秒后,震颤又会重新出现(图1-6)。患者不仅有震颤症状,还伴有帕金森病的其他症状。

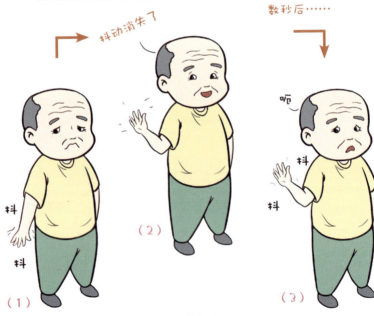

图 1-6

4. 药源性震颤

该震颤类型通常为姿势性震颤，服用下列药物容易诱发该症状（图1-7）。

（1）治疗哮喘类药物，如沙丁胺醇等。

（2）茶碱、锂剂、甲状腺素、胺碘酮、丙戊酸钠等药物。

（3）阻断和抑制多巴胺类药物，如抗抑郁类药物、抗精神病药物、止吐剂等。

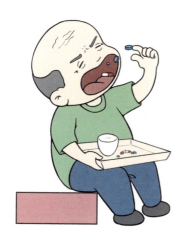
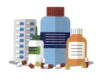

图1-7

5. 小脑性震颤

该震颤类型常见于小脑及传导通路病变，又称意向性震颤。这种震颤常出现在随意运动中，尤其是有目标的运动，在即将触达目标时最为明显，如伸手够水杯，手越接近水杯，震颤越明显。

6. 肌张力障碍性震颤

该震颤类型常累及一侧上肢及颈部，震颤的幅度大且不连续，看上去更像抽搐，常伴有姿势异常（图1-8）。

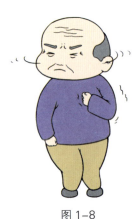

图 1-8

7. 代谢性震颤

该震颤类型是由肝功能、肾功能、甲状腺功能异常引起的。

8. 其他罕见病因

（1）心因性震颤。表现：突发性、易变性、间歇性震颤；注意力分散后可减轻；较少累及手指；常有诱发因素，如物理性创伤、情感事件等；可伴有焦虑、抑郁等症状。

（2）周围神经病理性震颤。表现：姿势性或动作性震颤，由周围神经损伤引起，常伴有感觉障碍。

（3）霍姆斯震颤（Holmes tremor）。表现：静止性、意向性的不规则震颤，也可表现为姿势性震颤；多累及肢体近端，不能自行缓解。

（4）直立性震颤。表现：站立时出现，行走时改善，卧位或坐位时迅速缓解。其特征是低振幅、高频率的腿部震颤。

第二节　早期症状表现

一、帕金森病早期患者的症状表现有哪些?

1. 动作变慢

患者如果发现自己做一些日常动作（如穿衣、刷牙、吃饭等）变得缓慢，不如从前，也比不上同龄人，就要警惕是否患上帕金森病。有的患者发现自己切菜或擀饺子皮的动作突然变慢或无法完成，去医院就诊，被医生诊断为帕金森病。

提示：健康的老年人做某些动作也会变慢，但不会出现做连续动作越来越慢的情况。

2. 震颤

震颤（抖动）是帕金森病早期的一个常见症状，其表现为手指、下巴及嘴唇的轻微震颤，当坐下或放松时，腿部会出现震颤。

提示：在剧烈运动或服用某些药物后，身体也可能会出现震颤，需要注意分辨。

3. 小写症

患者写在纸上的字迹会发生变化，如写的字越来越小或挤在一起。患者字迹的变化是帕金森病的典型临床表现。

4. 睡眠异常

患者的症状表现为在熟睡中大喊大叫、手足舞动、拳打脚踢（图1-9）和从床上掉落。这些睡眠异常的症状提示患者患有快速眼动睡眠期行为障碍，这常常是帕金森病的前驱期表现或伴随症状。

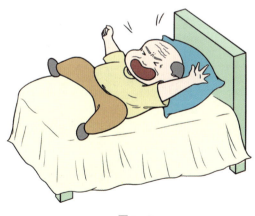

图 1-9

5. 嗅觉减退

帕金森病常常伴有嗅觉减退的症状。当患者出现闻不出某些食物特殊气味的状况〔如闻不出香蕉（图1-10）、泡菜、甘草的味道〕时，应及时就医。

提示：人在感冒、鼻塞时，也会出现嗅觉减退的症状，身体痊愈后可恢复正常，需要注意分辨。

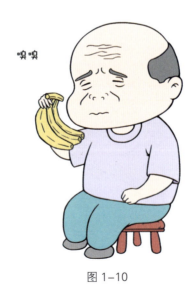

图 1-10

6.便秘

肠道功能紊乱是帕金森病的早期症状之一，表现为便秘（图 1-11）、消化不良、胀气，应引起重视。

提示：患者需排除日常饮水不足、食物中缺乏纤维素、服用某些药物等情况导致的便秘后，再进行就医治疗。

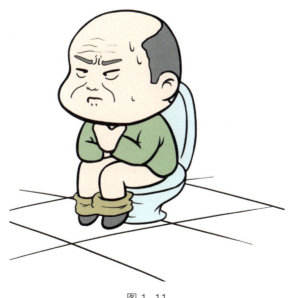

图 1-11

7. 肢体僵硬

患者如果发现自己的肢体有些僵硬，并出现以下运动症状，则可能患有帕金森病。

（1）患者在迈步时，脚仿佛被粘在地上，并且走动时这种感觉也不消失。

（2）患者在走路时，手臂摆动减少或行走姿势看上去僵硬。

提示：帕金森病的早期症状会有肩膀、颈、腰、臀等身体部位的僵硬或疼痛，容易被误诊为颈椎病、腰锥间盘突出症、椎管狭窄等疾病，需要注意分辨。

8. 声音低沉

当患者正常说话时，他人常常听不清说话内容。患者切勿认为是他人的听力不好，很可能是自己的声音变得很低沉。上述症状提示该患者可能患有帕金森病。

提示：人在呼吸道感染时，也会出现上述症状，但痊愈后会逐渐恢复正常，需要注意分辨。

9. 面具脸

患者的情绪处于正常状态，面部表情却看上去很淡漠、僵硬或呆板，并且经常茫然地凝视或瞬目减少，医学上称为"面具脸"（图1-12）。这种症状提示该患者可能患有帕金森病。

提示：某些药物也会引起以上症状，但患者停药后就会恢复正常状态。

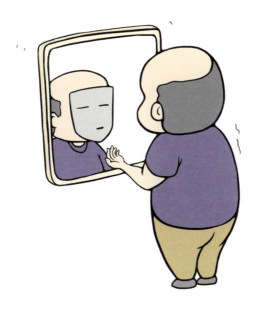

图 1-12

二、得了帕金森病该怎么办？

帕金森病患者及家属应做到以下几点。

（1）尽快就医并确诊。

（2）配合医生的治疗方案，规范治疗。

（3）保持良好的心态，不要讳疾忌医，也不要过度紧张。

（4）做好心理上和生活上的准备。

（5）加强疾病自我监测和管理。推荐使用"嘉医有品（帕金森病 App）"中的"帕金森病自评量表"进行评估，了解运动症状和非运动症状的变化，一旦发现病情加重及时就医。

由于帕金森病的病因和发病机制尚未完全明确，因此该疾病目前尚不能被根治，但及早规范治疗，可使患者的症状改善，长期保持生活自理。

目前专业医院可提供多种帕金森病治疗方案，患者一定要及时就医，配合医生进行规范治疗，尽可能延缓病情的进展，减轻患者的痛苦。

第二章

● 帕金森病治疗知多少

　　帕金森病的治疗方法包括药物治疗、手术治疗和康复治疗。这三者相互补充，缺一不可。其中，药物治疗是目前主要的治疗方法；手术治疗是植入脑起搏器，有一定的适应证，只有符合标准的患者才适合做脑起搏器手术；康复治疗则贯穿帕金森病治疗全过程，对于改善帕金森病患者的生活质量具有重要的意义。

第一节 药物治疗

一、治疗帕金森病的药物有哪些?

帕金森病的症状包括运动症状和非运动症状两类(图 2-1)。其治疗方式也相应地分为运动症状治疗和非运动症状治疗。

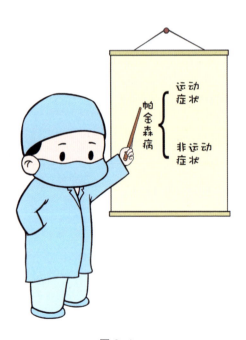

图 2-1

治疗帕金森病运动症状的药物主要包括抗胆碱能药物、金刚烷胺、复方左旋多巴、多巴胺受体激动剂、MAO-B 抑制剂、COMT 抑制剂六大类。它们可通过不同的药理机制实现对运动症状的控制。

帕金森病运动症状的产生主要归因于脑内多巴胺含量下降。通俗地讲，上述药物是为了增加脑内多巴胺的含量，提高患者身体对多巴胺的敏感性，延缓多巴胺的分解代谢；或是抑制乙酰胆碱（乙酰胆碱的生理作用和多巴胺相反）以达到与多巴胺之间的平衡（图 2-2）。

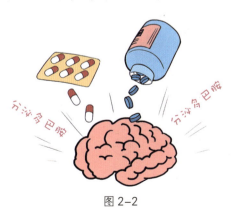

图 2-2

帕金森病非运动症状相对复杂，治疗药物相对有限（图2-3），患者需要根据具体病情并遵照医嘱进行针对性治疗。这些治疗主要包括针对精神障碍的治疗，如氯氮平治疗幻觉，选择性血清素再吸收抑制剂（selective serotonin reuptake inhibitor，SSRI）治疗抑郁焦虑等；针对自主神经功能的治疗，如乳果糖、龙荟丸等治疗便秘，米多君治疗体位性低血压等；针对睡眠障碍的治疗，如多巴胺受体激动剂、复方左旋多巴治疗不宁腿综合征等。

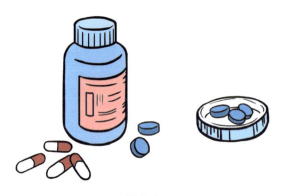

图 2-3

二、如何高效地阐述病情，且不误导医生？

1. 梳理好发病过程

患者最初的症状怎样？何时开始的？之后的病情是如何演变的？在哪里就诊过？做过哪些检查？结果是什么？如何治疗的？效果怎样？既往病史都有什么？是否有过外伤史、一氧化碳（CO）中毒史、农药接触史、药物服用史？（图2-4）

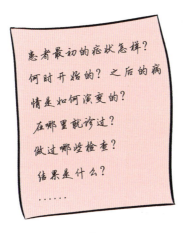

图2-4

2. 初诊的准备

患者在初次就诊时，需要带齐以往做过的检查结果，如头部磁共振影像（图2-5）等，并做好准备回答医生询问的常见问题（详见后文23~25页）。

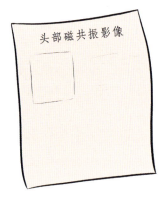

图 2-5

3. 复诊的准备

复诊通常是请医生调整服药方案。这种情况最好准备服药日记（图2-6），即记录着每天服药时间、相应的症状变化、何时起效、何时失效等相关信息的文字。

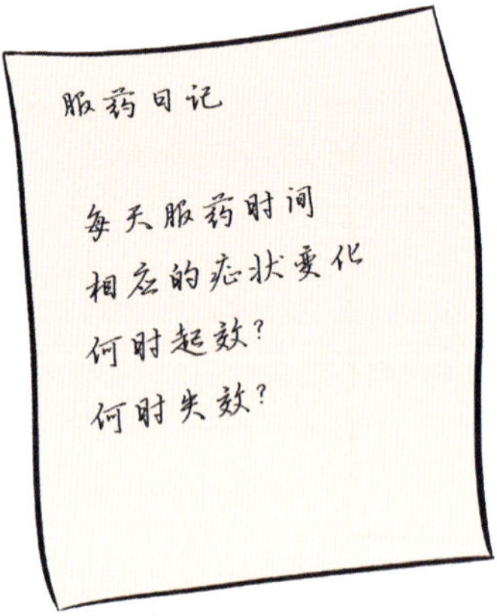

图 2-6

三、临床医生询问患者的问题

1. 症状询问

　　医生通常会询问患者是否出现典型的运动症状（如静止性震颤、肌强直、动作缓慢、姿势步态障碍等），以及目前最急迫解决的功能障碍是什么？（图 2-7）

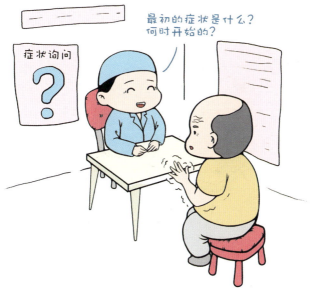

图 2-7

2. 个人病史询问

医生会询问患者既往病史（图 2-8），区分这些运动障碍是否由其他疾病（如风湿热、甲状腺疾病及系统性红斑狼疮等全身性疾病）引起。

询问病史的目的是对患者曾经的用药情况进行了解，因为很多药物都会引起运动障碍，如口

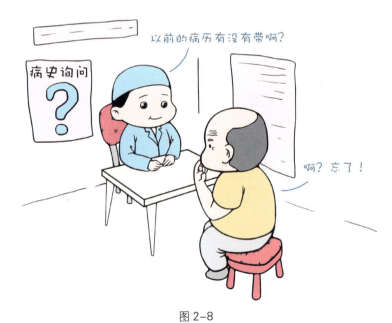

图 2-8

服一些精神类药物、胃肠促动力药物、抗组胺药物等。另外，医生还会询问患者是否有农药、杀虫剂接触史，一氧化碳（CO）中毒史等其他情况。

3. 家族病史询问

遗传因素是帕金森病的危险因素之一。因此，医生在诊断时会询问患者家族病史（图2-9）。

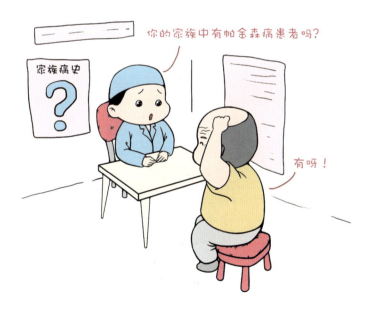

图 2-9

第二节　手术治疗

一、手术的合适时机

帕金森病的手术治疗主要采用脑深部电刺激术（deep brain stimulation，DBS），手术方式是将电极植入大脑深部，通常植入的核团为丘脑底核或苍白球的内侧部，用导线将电极与胸壁植入的刺激发生器相连接（图 2-10）。DBS 可用于治疗帕金森病和其他运动障碍疾病。

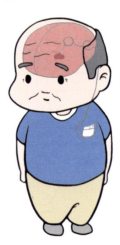

图 2-10

DBS 手术治疗帕金森病的适应证如下。

（1）诊断为原发性帕金森病的患者。

（2）患者对抗帕金森病的药物有良好反应，但是随着病情进展，出现了经药物调整仍不能满意控制的严重运动症状、症状波动和异动症等并发症。

（3）帕金森病患者对多巴胺药物反应性的不同，将会影响 DBS 手术治疗的效果。

（4）患者有合理预期和良好的社会、家庭的支持。

注意：有明显的记忆障碍、幻觉、严重的抑郁症或药物最大疗效时仍有明显平衡障碍的患者不适宜进行 DBS 手术治疗。

二、DBS 手术治疗的效果和安全性

DBS 手术，也称脑起搏器微创手术，治疗安全性高，创伤小，不破坏脑组织；避免了破坏神经核团而引起不可逆的严重并发症。

DBS 手术对帕金森病的不同症状改善程度并不相同。其中，对服药能改善的症状，一般都有效果；对静止性震颤和肌强直症状效果最佳，可以说是"立竿见影"；对运动迟缓症状有明显效果；对"起步困难""冻结"症状效果不确定；对严重的姿势不稳没有明显疗效。对服用左旋多巴没有效果的一些症状（如便秘、认知障碍及自主神经功能紊乱）无效。

理想的 DBS 手术可能获得下列效果。

（1）在电刺激状态下，患者"关"期的运动功能类似术前"开"期的最佳状态。

（2）"关"期减少。

（3）异动及运动波动减少。

（4）主要的帕金森病运动症状改善。

（5）"开"期可以改善的语言障碍，在 DBS 手术后可能获得改善。

（6）对于轻度的姿势不稳可以改善，但严重平衡障碍则难以改善。

第三节 康复治疗

一、什么时候开始进行康复治疗？

帕金森病患者一旦确诊，最好尽早开始康复治疗并需要长期坚持训练，从而获得更好的生活质量（图 2–11）。

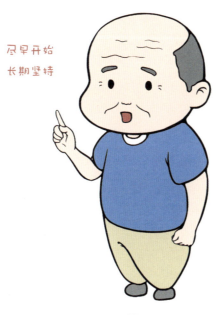

尽早开始
长期坚持

图 2–11

二、康复治疗前的评估项目有哪些?

帕金森病康复评定的范围包括身体功能、日常生活能力（activities of daily living，ADLs）、认知和心理状况以及其他状况。身体功能主要包括关节活动范围，肌力、协调性，上肢、手功能，平衡能力、呼吸能力、构音功能、吞咽功能、步行能力及强直程度等。统一帕金森病评定量表和Hoehn-Yahr 分期（H—Y 分期）量表评定法是目前国际上较通用的帕金森病病情程度评估和分期评定法。它将患者的功能障碍水平和能力水平进行综合评定，根据病情的不同阶段，进行相应的康复训练（图 2-12）。

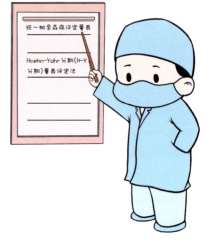

图 2-12

三、帕金森病各阶段的康复内容

帕金森病的病情分期（H—Y 分期），可分为 1~5 期，其中 1~2 期为早期，3~4 期为中期，5 期为晚期。

帕金森病早期患者的肢体将不同程度地受到影响，但平衡能力尚可，日常生活可自理。早期患者以居家康复为主，可进行有氧运动、肌肉力量训练、柔韧性训练，并尽可能维持日常的生活和工作，为将来病情加重后增加功能储备。

帕金森病中期患者会出现平衡障碍，日常的活动能力下降，需人帮助。中期患者可寻求专业人员帮助，进行柔韧性训练、平衡训练、步行训练。

帕金森病晚期患者呈轮椅生活状态或卧床状态，该期康复内容以护理为主，同时需预防卧床并发症。

四、康复治疗的目标

康复治疗的目标如下。

（1）指导患者采用正确的锻炼方式，维持良好的平衡功能和关节活动度。

（2）将患者本身的运动机能和耐力提高到一个较高的水平并延缓其下降的速度，从而提高患者的生活质量，维持更久的工作时间和生活自理时间。

康复治疗的目标包括短期康复目标和长期康复目标。其中，短期康复目标是纠正步态、调节姿势、学会使用辅助用具；长期康复目标是尽可能延长患者进行正常生活与工作的时间（图 2-13）。

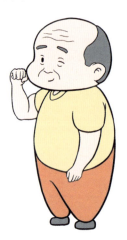

图 2-13

微信扫码
获取本章视频

第三章

● 帕金森病康复治疗指导

　　帕金森病功能障碍涉及运动迟缓、肌强直、姿势控制障碍、步行障碍、构音障碍、吞咽障碍等。本章针对帕金森病功能障碍，提供相关的针对性训练。在所有训练的进行过程中，可根据患者自身情况调整训练量和强度，防止跌倒和运动损伤。

第一节　表情训练

◎ 面部表情训练操

帕金森病患者面部表情减少，就像戴了面具。以下练习可改善患者面部僵硬、丰富面部表情。

（1）患者面对镜子端坐，用双手搓热后轻柔按摩面颊及额头的肌肉 20~30 秒，然后再鼓腮 3~5 次（图 3-1），重复 2 或 3 组。根据个人能力，患者可酌情增加训练次数。

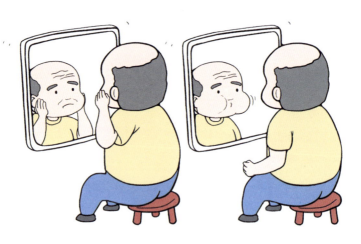

a. 按摩面颊 20~30 秒　　　b. 闭口鼓腮 3~5 次

图 3-1

（2）患者面对镜子，做咧嘴动作，要求动作要夸张，尽量多露出牙齿；然后再做噘嘴动作。两个动作交替进行 10~15 次（图 3–2），重复 2 或 3 组。根据个人能力，患者可酌情增加训练次数。

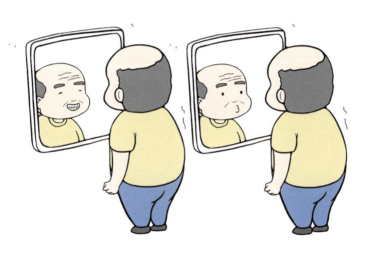

咧嘴动作与噘嘴动作交替进行 10~15 次

图 3–2

（3）患者面对镜子做张大嘴的动作，然后做闭嘴的动作，重复 5~10 次；将舌头尽量伸出后再收回，重复 5~10 次；用舌头绕圈舔嘴唇，重复 5~10 次（图 3-3），重复 2 或 3 组。根据个人能力，患者可酌情增加训练次数。

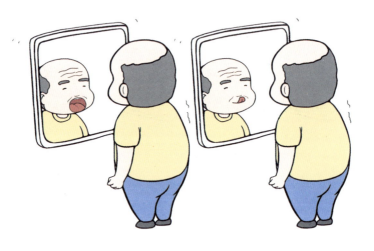

口周及舌部肌肉动作训练 5~10 次

图 3-3

（4）患者面对镜子先做皱眉头的动作，然后尽可能睁大双眼以抬高眉毛及额头。该训练以能感觉到额头肌肉活动为宜，重复 5~10 次（图 3-4），进行 3 组。根据个人能力，患者可酌情增加训练次数。

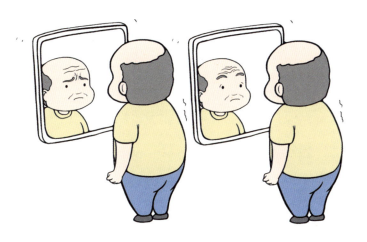

额头肌肉活动训练 5~10 次

图 3-4

第二节 头颈训练

◎ 头颈训练操

1. 初级动作

（1）头部慢慢抬起，双眼上视天花板，保持后仰5秒，再将头部慢慢恢复原位。

（2）头部慢慢低下，下颌尽量触及胸部，保持5秒，再将头部慢慢恢复原位。

（3）头部慢慢向左转动，双眼尽量向左后方看，保持5秒，再将头部慢慢恢复原位。

（4）头部慢慢向右转动，双眼尽量向右后方看，保持5秒，再将头部慢慢恢复原位。

头颈训练操的初级动作（图3-5）建议以3次为1组，每天完成3组。

2. 进阶动作

（1）头部"8"字练习。保持颈部舒展挺拔，躯干正直，鼻尖沿"8"字运动。

（2）"旋转探照灯"练习。先进行颈部拉伸，然后头部和颈部跟随胸部一起转动，左右交替进行。

　　以上进阶动作可用微信扫描本页二维码，跟随视频进行训练。

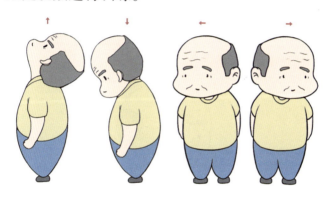

图 3-5

第三节　吞咽、语音训练

◎ 吞咽训练

1. 口腔肌群运动

（1）张口导引法（图 3-6）：口张开至最大，保持 3 秒，再合上，重复 10 次。此动作 10 次为 1 组，做 5 组。

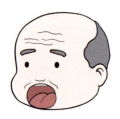

图 3-6

（2）叩齿导引法（图 3-7）：口张开，连续叩齿 30 次。此动作 30 次为一组，重复 5 组。

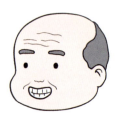

图 3-7

（3）缩唇呼吸操（图 3-8）：快速吸气 2 秒，口唇呈吹笛状，缓慢呼气 5~6 秒，重复 5 次。

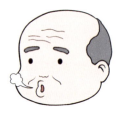

图 3-8

完成以上训练，可用微信扫描本页二维码，跟随视频进行下颌灵活性训练，内容包括：下颌"8"字练习、下颌伸展练习和下颌悬空练习。先进行下颌"8"字练习、下颌伸展练习，分别以 10 次为 1 组，做 5 组；再进行下颌悬空练习，动作持续 30 秒，做 3~5 组。

2. 舌肌运动操

（1）舌头伸出，向左、向右、向上、向下分别做主动运动（图 3-9）。

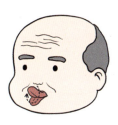

图 3-9

（2）舌头尽量伸长，按向上、向下、向左、向右的顺序做舔嘴唇的动作（图3-10）。

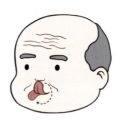

图 3-10

（3）患者家属拿一把盛有少量果酱的勺子，放在患者嘴唇前方，距离约在舌尖能触碰到的最远位置，让患者练习用舌尖去舔（图3-11）。

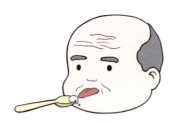

图 3-11

（4）舌尖抵在上颚，停顿 5 秒，再迅速离开上颚并发出弹响，像模仿马蹄的"哒哒"声，即通常人们所说的"舌打响"。

以上训练内容重复 2 或 3 组，每组 5~10 次。根据个人能力，患者可酌情增加训练次数。

3. 咽部冷刺激和空吞咽

患者呈端坐位，身体前倾，必要时给予小桌支撑身体。饭前做 10 次下面的练习。

（1）用棉棒蘸冰水，轻轻刺激软腭、舌根、咽后壁，然后做空吞咽动作。

（2）把一滴水（约 0.5ml）滴在患者舌面上，让患者先做咀嚼动作，然后吞咽。

◎ 语音训练

1. 舌运动训练

（1）舌头反复做伸出、收回的动作。

（2）舌头在口中尽量快地做左、右移动。

（3）舌尖围绕口唇尽量快地做环形运动。

（4）患者尽量利用舌头准确、清晰地说出"啦、啦、啦""咔、咔、咔""咔、啦、咔"（图 3-12）。

以上训练内容做 3 组，每组 5~10 次。根据个人能力，患者可酌情增加训练次数。

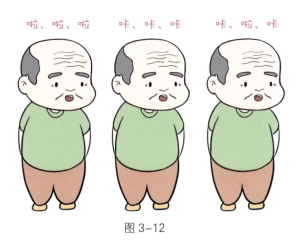

图 3-12

2. 唇和上、下颌的运动训练

（1）患者缓慢地张口，再闭口（图3-13）；重复练习。

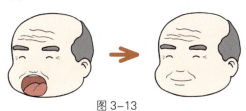

图3-13

（2）上、下唇用力紧闭，保持数秒后，再放松（图3-14）；重复练习。

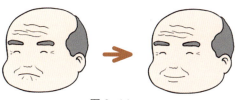

图3-14

（3）上、下唇做先噘起（如亲吻状）、后放松的动作（图3-15）；重复练习。

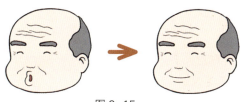

图3-15

（4）患者快速地做张口、闭口的动作；重复练习。

（5）患者尽可能快地说出"吗、吗、吗"的连续音。

以上训练内容做 3 组，每组 5~10 次。根据个人能力，患者可酌情增加训练次数。

3. 发音训练

患者先深吸气，在呼气时深缓地发出长音"啊""咿""唔"（每深吸气一次发一个长音，图 3-16），依次练习发音 10 次；然后重复地发出短音"巴""打""家""啦"，依次练习发音 10 次，重复 2 或 3 组。根据个人能力，患者可酌情增加训练次数。

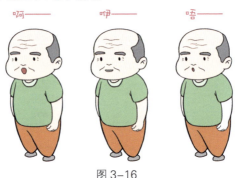

图 3-16

4. 朗读训练

缓慢大声地朗读是非常好的语言训练方式。朗读的内容可根据个人喜好去选择，最好选择自

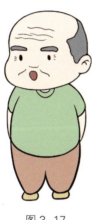

己喜欢的、带有抑扬顿挫韵律的、郎朗上口的诗歌（图 3-17）。每天朗读 1 或 2 次，每次 10~20 分钟。根据个人情况，患者可酌情增加次数。

图 3-17

5. 唱歌

唱歌可以增强呼吸功能，锻炼喉部、面部肌肉，有助于缓解喉部和面部肌肉的僵硬，提高发音清晰度，还可以改善情绪，放松心情。患者每周唱歌 2 次，每次 20 分钟左右，持续 2 个月，可以改善言语清晰度和吞咽功能。

第四节　肌肉耐力训练

◎ 肌力耐力训练操

1. 坐位伸膝练习

患者坐在有靠背的椅子上，伸直左腿，踝背屈，维持 5 秒，放下；换右腿完成相同的动作（图 3–18）；双腿交替进行以上动作，10~15 次为 1 组，每天完成 2~5 组。

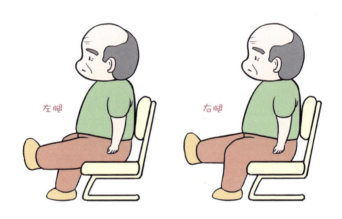

左腿　　　　右腿

图 3–18

2. 卧位空踩自行车练习

患者仰卧在床上，抬起双腿做空踩自行车的

动作，动作幅度尽量大（图 3-19），10~15 次为
1 组，每天完成 2~5 组。

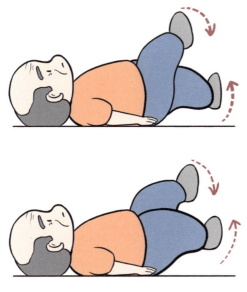

图 3-19

可扫描本页二维码，跟随视频练习以上动作。
能力强的患者可继续跟随视频进行其他坐位、卧
位、立位的肌肉耐力训练。训练强度可根据患者
自身情况调整，建议分别在上午和下午进行，以
10~15 次为 1 组，每天完成 10 组。

第五节　柔韧性训练

◎ **姿势矫正**

（1）帕金森病患者身体经常呈现屈曲姿势——头颈和躯干前倾，肩内收，肘膝半屈位。为矫正这种姿势，患者可双手持训练棒两端上举，挺胸直腰抬头，维持 5~10 秒后放松（图 3-20），每天练习 3~5 次。

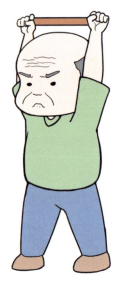

图 3-20

（2）患者背对墙壁，靠墙站立。背要挺直，腿不要弯曲，一次站立 10~15 分钟（图 3–21），每天练习 2 或 3 次。

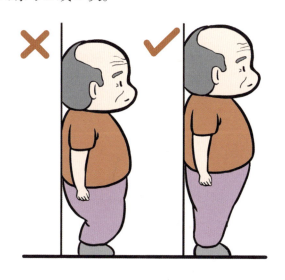

图 3–21

能轻松完成以上训练的患者，可扫描本页二维码，跟随视频进行其他姿势矫正训练。训练内容包括仰卧伸展、手臂脑后交叉、肩部伸展、立位双手向后背、立位后伸展、"YTW"练习。这些训练的要点在于牵伸、放松短缩的肌肉。

◎ 牵伸训练

1. 背部伸展体操

（1）患者背对桌子站立，确保桌子足够稳定，身体距离桌子不要过远，两臂向后伸直，两手平放在身后桌面上形成支撑，同时做挺胸、挺腹的动作 5~10 次（图 3-22）。此训练每天可重复做 2 或 3 组。

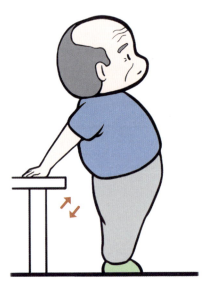

图 3-22

（2）站立位俯卧撑。患者面对墙壁站立，身体距墙一臂远（约40厘米），双手支撑墙面做屈伸动作（图3-23）。10~15次为1组，每天可做2或3组。

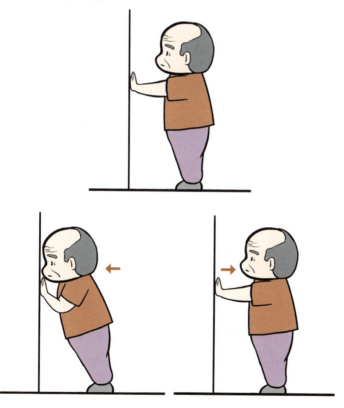

图3-23

2. 背部旋转体操

身体仰卧于垫子上，屈髋、屈膝，双脚踩在垫子上。头、躯干呈中立位，双臂举起，掌心相对。头、躯干和双臂同步，分别向右、向左做慢旋转动作（图3-24），再恢复原位。运动过程中，患者注意两腿固定不动，感受躯干的牵伸。此动作向左、右侧各做5次为1组，每天重复2或3组。

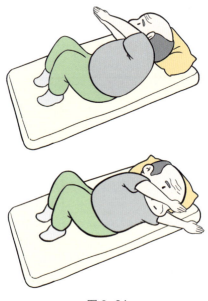

图 3-24

3. 腰椎屈伸体操

身体直立，两臂自然下垂，弯腰前屈，两臂向膝盖及膝盖以下伸展，再恢复原位（图 3-25）。此动作做 5 次为 1 组，每天重复 2 或 3 组。

注意：有椎间盘突出症或椎管狭窄的患者应避免做此动作。

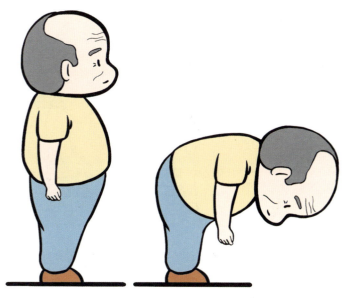

图 3-25

4.腰椎旋转体操

身体直立，两手叉腰，躯干向左转，头部从左侧尽量向后看，维持 5 秒后恢复原位；躯干再向右转，头部从右侧尽量向后看，维持 5 秒后恢复原位（图 3-26）。此动作左、右各做 5 次为 1 组，每天重复 2 或 3 组。

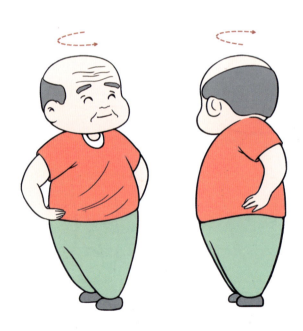

图 3-26

5. 躯干侧屈体操

身体直立，两臂下垂或叉腰，躯干左、右侧屈并保持5秒，感受躯干拉伸（图3-27）。此动作做5次为1组，每天重复2或3组。

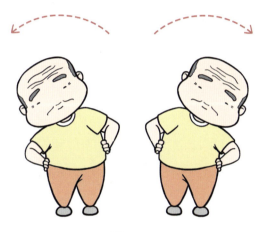

图 3-27

能完成以上训练的患者，可扫描本页二维码，跟随视频进行其他牵伸训练（躯干与肢体的牵引训练和柔韧性训练），训练包括伸展扩胸、上胸部拉伸、肩部拉伸等。

注意：在训练过程中，患者的动作要做到位，感受牵伸的感觉。

◎ 上肢灵活性训练

1. "毛毛虫"训练

患者坐在桌旁，单手或双手掌心向下平放在桌面上。中指长轴与前臂呈一条直线。指腹固定在桌面上，拱起手背，手腕向前移动，指尖放松，手放平，如此重复练习。

2. 手指对指训练

五根手指放松，用食指、中指、无名指、小指的指尖分别碰触拇指指尖，速度逐渐加快。

3. 指尖触碰练习

（1）两手直立、两臂自然弯曲置于胸前（10~15厘米位置），五指相对、自然张开。

（2）用两臂带动两手快速地做指尖触碰、分开的动作；重复练习。

4. 手指交叉练习

（1）两手直立、两臂自然弯曲置于胸前（10~15厘米位置），五指相对、自然张开。

（2）用两臂带动两手快速地做手指交叉、分开的动作；重复练习。

5.精细动作训练

单手进行两指捡花生训练。

患者用微信扫描本页二维码，跟随视频进行"毛毛虫"训练、手指对指训练、指尖触碰练习、手指交叉练习。

二维码中另附其他的上肢灵活性训练视频，包括拜佛式练习、腕关节屈伸训练、腕关节"8"字练习和腕关节环转练习，患者可根据自身情况选择相应的练习。

注意：在训练过程中，患者要加强腕关节主动运动，减少其他部位代偿。

第六节 步态平衡训练

◎ 平衡训练

1.重心移动训练

患者在坐位、立位的状态下分别进行重心的左右、前后移动。图 3-28 为站立位的重心移动

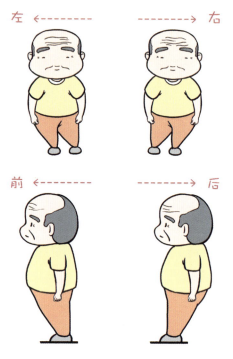

图 3-28

训练，两脚分开 25~30 厘米站立，向左右、前后移动重心，并保持平衡。患者如无法完成上述训练，也可以调整为向前、后、左、右的跨步运动。

2. 减小支撑面训练

（1）患者从正常的分脚站立开始，逐渐减小双脚之间的距离（图 3-29）。

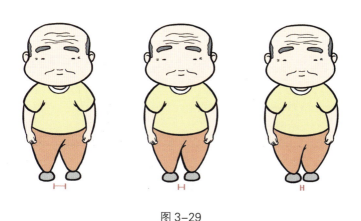

图 3-29

（2）患者先从分脚站立过渡到并脚站立，再到脚尖对脚跟的前后站立，最后到单脚站立，如站立不稳，可尝试张开两臂维持平衡或轻扶墙面、稳定的椅背降低训练难度。

3. 改变支撑面硬度训练

患者按照从硬地面到稍软支撑面，再到软质海绵垫上的顺序，进行不同硬度的支撑面分脚站立练习。即让练习站立的支撑面由硬质逐渐向软质改变（图3-30）。患者应在保证安全的情况下量力而行。

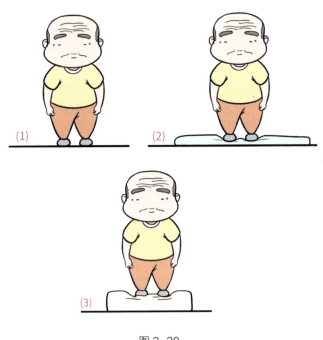

图 3-30

4. 动态平衡练习

（1）患者面对墙壁站立，两脚自然分开，两臂向前伸平，掌心向下。

（2）身体调整至指尖距离墙面10厘米左右的位置。

（3）身体重心慢慢前移（图3-31），手指触及墙面，借助手指触墙的反弹力使身体还原至初始状态。

（4）身体调整为侧对墙壁站立，用单臂进行上述动作，练习侧向的重心转移（图3-32）。

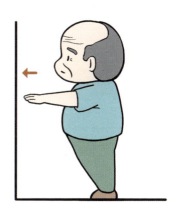

图 3-31

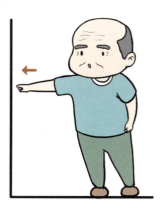

图 3-32

5. 平衡反应训练

患者与训练指导者或家属一前一后同向站立。患者两臂向前平伸，掌心向下；指导者两手向前推患者背部或向后拉患者两肩。要求患者在感受到外力后，向力作用的反方向迈一大步（图 3-33）。此项训练要求患者在向前、向后两个方向上进行反复练习。

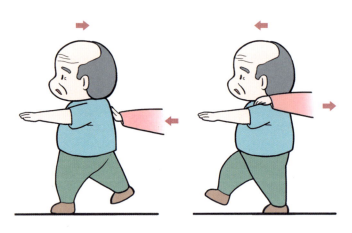

图 3-33

每天进行以上平衡训练 2 或 3 次，每次训练 10~20 分钟。根据患者的实际训练情况，训练指导者或家属可调整训练项目和强度。

能完成以上训练的患者可扫描本页二维码，跟随视频进行其他平衡训练，内容包括立位上部躯干旋转、立位平衡练习、髋部策略运动、单腿站立、"一字"行走。这些训练由易到难，如果患者站立不稳，可张开两臂以维持平衡。

6. 太极站桩

（1）两脚分开约与肩同宽。两膝微屈，膝盖与地面垂线不要超过脚尖。

（2）两手自然抬起，掌心向内，合抱于胸前，两手之间要保持一定间隔，与胸部保持一定距离。

（3）牙齿轻叩，双目前视，下巴微向内收，头向上顶，面带微笑。

（4）身体重心放在脚后跟稍前，全身放松，摒弃杂念；臀部、肩膀不要用力，自然呼吸即可。

（5）在太极站桩的基础上，重心左右移动，双手配合"云手"动作（图 3-34）。

注意：患者练习时，要自然地呼吸，并保持内心平静。

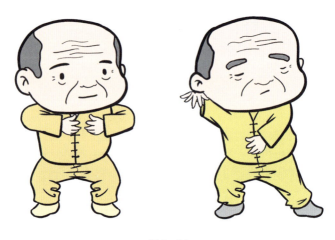

图 3-34

以上动作最好能坚持 28 分钟，但刚开始练习时，也不必强求时长。

◎ 步态训练

步态训练要求患者双眼直视前方，保持身体直立，上身不要前倾。此项训练的关键是"高抬腿，大跨步"。

1. 视觉提示，克服碎步

训练指导者或家属在地上每间隔 50~60 厘米画一条鲜明的宽横线作为提示线，患者向前行走时要迈大步，脚跟先着地，每一步都要踩在横线上（图 3-35）。

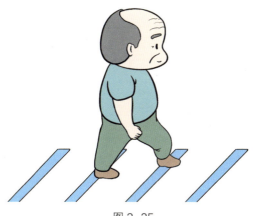

图 3-35

此训练每天至少进行 2 次，每次 20 分钟，根据个人情况，患者可酌情增加训练时间。

2. 听觉提示，脚跟先落地，克服前冲

（1）患者要控制好行走的节奏，开始时可由训练指导者或家属在旁喊口令"一、二、一"或"左、右、左"，当患者的行走节奏有所改善后，可改由患者自己喊口令或跟随节拍器、节奏鲜明的进行曲进行训练（图3-36）。

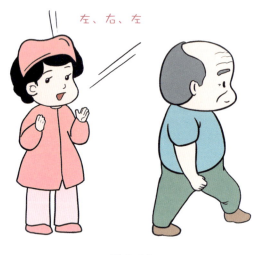

左、右、左

图 3-36

（2）行走时患者首先要脚跟先落地，然后过渡到脚外侧边缘落地，最后到前脚掌落地。

此训练每天至少进行 2 次，每次 20 分钟。根据个人情况，患者可酌情增加训练时间。

3. 摆臂练习

（1）辅助摆臂训练。患者与训练指导者一前一后同向站立，患者两手分别握住一对体操棒的一端，训练指导者握住另一端。训练指导者一边喊"左、右、左"的口令，一边用体操棒带动患者进行原地摆臂练习。当患者适应原地摆臂的节奏以后，该练习再逐渐过渡到原地踏步，最后再进行行走练习（图 3-37）。

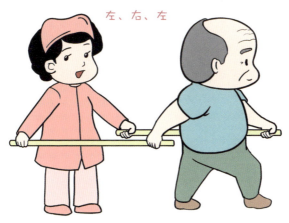

图 3-37

患者在行走时要注意脚跟先着地，迈大步，根据口令控制行走节奏，避免前冲。

（2）自主摆臂训练。患者先进行原地摆臂和原地踏步的配合，然后再开始步行训练。

此训练每天至少进行2次，每次20分钟，根据个人情况，患者可酌情增加训练时间。

4.认知运动策略训练

认知运动策略训练是通过将复杂运动分解成多个简单步骤，让患者集中注意力按顺序逐步完成这些动作。患者在开始运动前，先通过运动想象和内心演练来预演这些步骤，如迈步时抬腿、屈髋、屈膝、踝背屈，落地时顺序是脚跟、脚外侧边缘、脚掌。完成这一系列想象后，再开始行动（图3-38）。此训练应至少每天进行2次，每次20分钟。

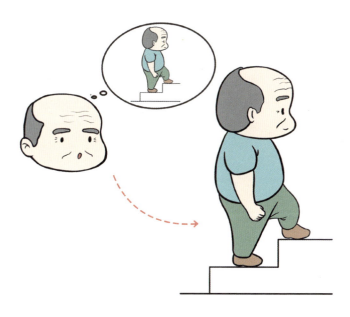

图 3-38

　　扫描本页二维码，跟随视频进行更多的步态训练，内容包括立位高抬腿练习、踏步练习、后迈步练习、倒步半步走、侧步行走、听觉引导练习、视觉引导练习。这些练习最好在监护下进行，避免不良事件发生。

第七节 有氧运动

◎ **早中期帕金森病有氧运动处方原则**

（1）运动形式可选择散步、快走、慢跑、骑自行车、有氧舞蹈等。老年患者可选择太极、瑜伽等自己感兴趣的、舒缓的运动。

（2）运动时应控制心率，保持中等强度运动。适宜心率的算式如下：

适宜心率（次/分）=［220—年龄（岁）］×（60%~70%）

（3）保持每周进行有氧运动 3~5 次，每次 30 分钟左右。

◎ **有氧运动注意事项**

（1）运动时间不宜过长，避免运动负荷过大。

（2）注意控制心率。

（3）加强防护，避免跌倒。

（4）建议患者在病症处于"开期"的状态下进行有氧运动。

（5）筛查心脑血管疾病以确保安全。

第四章

● 非运动症状处理

　　帕金森病除了运动症状之外，还包括非运动症状，如流涎、便秘、睡眠障碍、焦虑抑郁、疼痛、夜尿增多、幻觉等。本章主要介绍帕金森病非运动症状的处理。

第一节 流　涎

◎ 流涎该怎样处理？

流涎和病情进程有一定关系，处理方法如下。

（1）如果流涎是用药方案不合适引起的，患者就需要调整用药方案。

（2）患者有意识地吞咽口水，可以减少流涎，也可采用吸吮法进行训练：首先，练习吸吮自己的手指，体会吸吮的感觉；然后把此练习过渡到吸稍粗的软吸管；最后，使用平时常用的吸管进行练习（图4-1）。

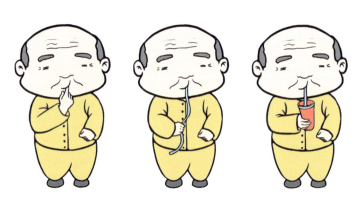

图 4-1

患者通过吸吮训练能使吞咽功能得到改善，吞咽口水会更加顺畅。

（3）必要时可在医生的指导下注射肉毒素治疗流涎。

第二节　便　　秘

◎ 便秘该怎样处理？

便秘是帕金森病的常见症状之一。患者服用治疗帕金森病的药物会加重便秘。便秘时，患者可服用一些通便的药物，如乳果糖等；也可通过针灸、理疗、腹部按摩等方法促进胃肠蠕动来改善便秘。患者每日摄入足量的水和纤维素有利于防止便秘。

◎ 改善便秘的康复方法

1. 腹部按摩法

（1）身体平躺，保持放松。

（2）将手捂热，顺时针按摩腹部（图4-2）。

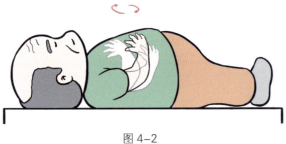

图 4-2

2. 腹部活动法

（1）身体平躺，两手置于腹部或体侧。

（2）两腿并拢、伸直，缓慢往上抬起，与地面成 90 度角后，再缓慢放下（图 4-3）。

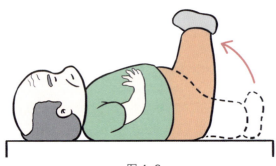

图 4-3

第三节　改善睡眠

◎ **睡眠不好该怎样处理?**

（1）睡眠障碍包括快速眼动期睡眠障碍、不宁腿综合征、失眠或白天嗜睡等。病因可能是由于病情的进展或服用药物引起的；也可能是由于情绪抑郁或夜尿增多等其他症状引起的。患者如果出现睡眠障碍，应及时就医，医生会正确区分睡眠障碍类型，进行针对性治疗。

（2）根据自身情况，患者可增加白天的活动量，并避免白天打盹。

（3）患者需坚持每天白天规律锻炼，有助于夜间入睡，并能对健康起到长期有益的作用。

（4）患者因白天服用抗帕金森病药物产生困意，可以和医生协商调整药物或服药时间。

（5）患者根据个人情况可尝试无创神经调控的方法（如经颅交流电刺激），可改善睡眠状态。

第四节　情绪调整

◎ 怎样调整情绪?

帕金森病患者在运动症状出现前后常伴随有焦虑、抑郁等不良情绪。不仅影响患者的生活质量，还会影响帕金森药物的疗效。

治疗方法：家属应鼓励患者积极参与社会活动、保持乐观心态（图4-4）；对患者进行有效的心理疏导，必要时使用药物治疗。患者可在医生指导下使用经颅磁刺激治疗、音乐疗法改善抑郁状态。

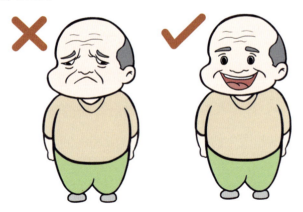

图 4-4

第五节　缓解疼痛

◎ 疼痛的处理

疼痛的病因：可能是帕金森病肌肉强直引起的，如头颈肌肉的肌张力增高；可能由于脑内多巴胺的减少导致，通常与服药时有无药效有关；也可能是继发性肌肉、骨骼、软组织等损伤引起的。疼痛治疗包括以下几种方案。

（1）在医生指导下调整抗帕金森病药物的服药方案。如果是肌张力增高引发的疼痛，医生通常采用调整多巴胺能药物的服药方案，如每次服药剂量不变，但增加服药次数；添加或增加多巴胺受体激动剂的药量，以改善肌肉强直，缓解疼痛症状。

（2）通过手法松解、按摩及水疗等方式改善肌张力增高的症状，缓解疼痛。

（3）如果是继发性肌肉、骨骼的疼痛，可通过理疗、纠正异常姿势、服用止痛药物等方式缓解疼痛。

第六节　夜尿增多

◎ 夜尿增多的处理

夜尿增多的原因有很多，因素也很复杂。患者可采用以下应对方式。

（1）到医院检查，排除尿路感染或老年前列腺疾病等泌尿系统疾病，如有相关疾病，及时对症治疗。

（2）晚上六点以后应减少饮水量，睡觉时枕头垫高（图4-5）。

（3）必须在医生指导下使用改善膀胱过度活跃的药物；如果患者出现小便失禁，需要白天使用纸尿裤，夜间使用隔尿垫和纸尿裤（图4-6），男性患者可使用外用集尿器。

（4）通过盆底肌训练、骶神经电刺激等方法缓解症状。

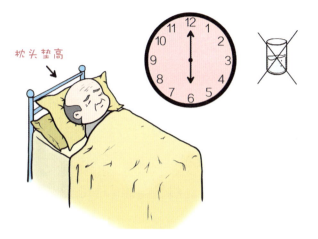

枕头垫高

图 4-5

纸尿裤

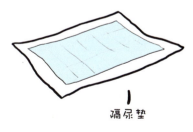

隔尿垫

图 4-6

第七节　幻觉应对

◎ 幻觉的应对策略

患者的幻觉症状如果很轻，不影响日常生活，可暂不治疗；如幻觉症状已开始影响生活，应及时就医。患者及家属可参考如下方式进行处理。

（1）如果幻觉症状与患者的服药有关，相关药物减量后可使症状减轻或消失。这种情况需要遵照医嘱，依次减少或控制抗胆碱能药物、多巴胺受体激动剂、金刚烷胺、MAO-B 抑制剂、多巴胺制剂的用量。

（2）幻觉症状也可能是由吞咽障碍或饮水量少引起的水电解质紊乱或感染所导致，这种情况要及时就医。

（3）如上述处理仍不见效，这种情况可能与病情进展有关。患者应尽快到医院专科门诊就诊，进行对症治疗。

第八节　饮食管理

◎ 帕金森病患者饮食的注意事项

帕金森病患者应保持健康规律的饮食，多吃杂粮和蔬菜瓜果，少吃含动物脂肪多的食物；多吃奶类和豆类食物，可防止骨质疏松症；每日摄入足量的水和纤维素，有利于防止便秘；多吃一些芝麻、南瓜子、杏仁和脱脂牛奶等含酪氨酸高的食物（图4-7）。

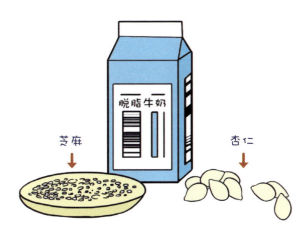

图4-7

患者可适当饮用绿茶和咖啡，这两种饮品可增加脑内多巴胺的含量，在一定程度上对帕金森病患者是有益的（图4-8）。

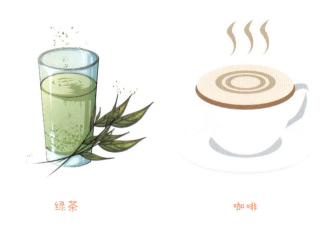

绿茶   咖啡

图 4-8

由于高蛋白食物会影响"左旋多巴"的药效，因此，患者应在餐前1小时或餐后1.5小时服药。含蛋白质较高的食物（如牛奶等），适合在晚上食用。

第五章

护理技巧与日常生活指导

　　帕金森病患者病情进展到晚期，日常生活将受到不同程度的限制和影响。本章着重介绍帕金森病晚期患者的照料要点，以减少卧床并发症，提高患者的生活质量。

第一节　晚期患者护理

◎ 晚期患者护理需要注意什么？

1. 保持心态平和

帕金森病晚期患者容易出现冲动、焦虑等情绪。这会导致患者无法完成在情绪稳定时能完成的事。预防措施是保持心态平和，做好行动计划（图 5-1）。该计划不仅适用于外出，还适用于家里的日常活动。

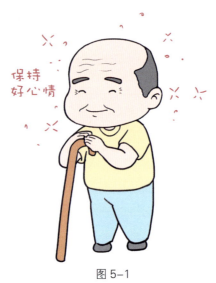

图 5-1

2. 坚持活动有利于身心健康

晚期患者多进行语言表达和肢体运动有利于改善语言功能和放松紧张的肌肉；在不过度疲劳的状态下，患者坚持独立地进行一些力所能及的活动，有助于提高自理能力。

3. 注意膳食和营养

应根据年龄和活动量为患者提供足够的总热量；膳食应能够满足身体对糖和蛋白质的需求；食用油应以植物油为主。此外，患者应多吃新鲜蔬菜和水果，适量进食海鲜，少摄入动物脂肪，注意补充水分。

4. 日常生活中的指导和帮助

（1）患者应选择方便穿脱的前拉链衣服。

（2）坐起困难的患者应选择使用平直靠背带扶手的椅子。

（3）患者在日常书写文字时，如有握笔困难的情况，可使用加粗的笔杆。

（4）患者如果肢体主动活动困难，家属或护理者应每日对患者的关节进行被动活动——按摩肌肉和关节，这样可以促进血液循环，防止关节挛缩（图5-2）。

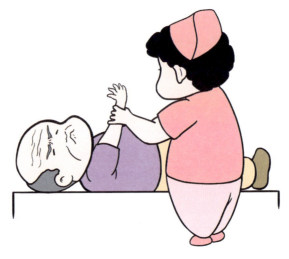

图 5-2

第二节　鼻饲饮食护理

◎ 鼻饲饮食护理应注意什么？

帕金森病晚期患者出现吞咽困难的症状应及时就医，遵照医嘱适时采用鼻饲饮食（图5-3）。

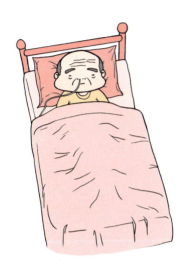

图 5-3

鼻饲饮食护理应注意以下几个方面。

（1）鼻饲前回抽胃液，如有大量胃内容物残留，暂不予鼻饲。

（2）胃管插入人体的长度应合适。一般成人适用的长度是 45~55 厘米，用胶布在鼻翼妥善固定。家属或护理者要经常观察胃管插入的长度，如发生变化，应暂停鼻饲，告知医务人员处理（图 5-4）。

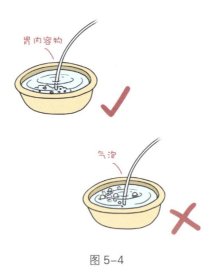

图 5-4

（3）鼻饲的食物温度应适宜，避免过凉或过热。

（4）鼻饲量应根据全天总量和患者的消化吸收情况合理分配，科学地制订间隔时间。

（5）家属或护理者搬动（翻动）患者时，应防止胃管脱出或打折。

（6）家属或护理者应每日为患者清洁口腔。患者能配合时，家属要鼓励患者漱口、刷牙。

第三节　晚期患者居家转移

◎ 晚期患者居家转移的方法

1. 由卧位到床边坐位的两种方法

（1）患者屈起两腿，借助腿的力量将身体移至床边，再将两腿沿床边垂下，最后两手支撑上身坐起。

（2）准备一条较长的宽布带（图5-5），一端绑紧固定在床尾，另一端置于患者身旁。患者需要移动时，将布带缠握在手里，用力拉动身体坐起，再移至床边。

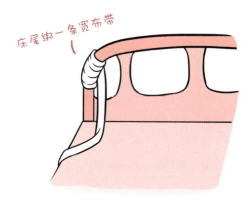

床尾绑一条宽布带

图 5-5

2. 坐位移动

（1）从坐到站。患者先将臀部向椅面的前缘移动，两脚向后移动至膝盖垂直线之后，做好起立的准备，然后再将身体前倾、弯腰、两手撑在膝盖或座椅扶手上，身体向前上方用力，最后站起（图5-6）。

对于一次性完成上述动作有困难的患者，可以在座位上自己喊出"一、二、三"的口令，同时上身随着口令做前后重心转移的动作，重复进

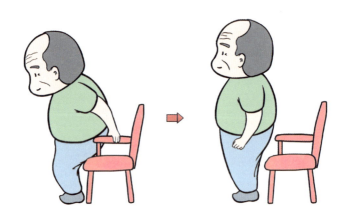

图 5-6

行三遍，当口令最后一遍数到"三"时，再按照上面的动作要领完成起立动作。在此过程中，"一、二、三"的口令会使患者的注意力集中在动作上，这会使复杂动作得以被分解，更具有节律性。

患者如果完成以上动作仍有困难，可以注视身体斜前上方的一个物品，同时身体向着注视方向，按照上文描述的动作要领站起。注意：视觉提示可使动作更具目标性，降低动作难度。患者如果站立后需立即行走，应在起立前将两脚一前一后放置，便于起立后立刻转为步行。

（2）从站到坐。患者背对站在椅子前面欲落座时，先将腘窝（膝后区的菱形凹陷）靠在椅子边缘；接着上半身稍向前倾，两手垂在身前；再逐渐弯腰、屈膝，两手从大腿下滑到膝盖并扶住；最后控制身体逐渐坐下，避免"摔"进座位中。

第四节 家居环境改造

◎ 家居环境改造的注意事项

（1）患者日常使用的椅子应具备靠背和扶手，椅腿不能带有滚轮，椅面不要过软（图5-7）。患者应尽可能避免坐低位、质软的沙发。

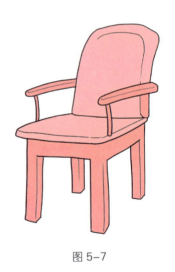

图 5-7

（2）日常行走区域不放障碍物，如玩具、茶几等；不放容易导致患者摔倒的家居用品，如小块地毯、踏脚垫等（图5-8）。

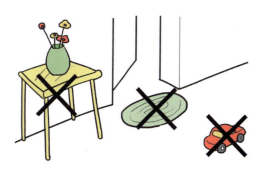

图5-8

（3）粘贴行走提示标记线。在厨房、厕所及门口等狭窄的空间里，家属可以通过在地面粘贴醒目标记线的方式帮助患者行走，克服慌张步态（图5-9）。

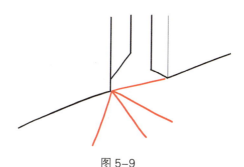

图5-9

（4）患者在行走时，应注意避免与他人出现牵拉、推搡的动作。跌倒风险高的患者应有家属在身边陪同。患者应穿具有防滑功能的家居鞋，防止滑倒（图5-10）。

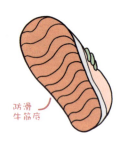

图 5-10

（5）家中的门把手应将常规旋转式换成杠杆式，这样可以方便患者用手、手臂或肘部开门（图5-11）。

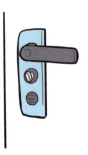

图 5-11

（6）浴室放置大面积防滑地垫。浴缸旁安装扶手，放置小椅子，方便沐浴。将热水器温度设定在38摄氏度左右，避免烫伤。患者应使用坐式马桶，必要时可安置加高垫。马桶旁的墙壁上最好能安装扶手（图5-12）。

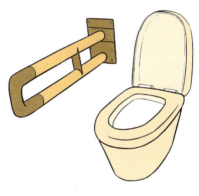

图 5-12

（7）建议在楼梯或台阶附近安装扶手，辅助患者行走。

（8）在有尖锐棱角的家具上安装防撞条，避免步态异常的患者不慎跌倒而产生磕碰等伤害（图5-13）。

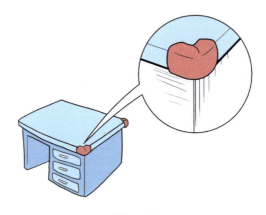

图 5–13

（9）有条件的家庭可在家中多放置几部电话，方便患者接听（图 5–14）。

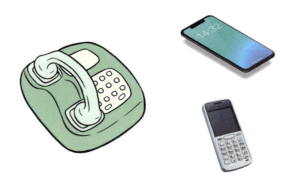

图 5–14

（10）常用物品放置在容易拿到的地方，位置不宜过高或过低。

（11）洗手间可以安装声控灯，为患者日常使用提供方便（图5-15）。

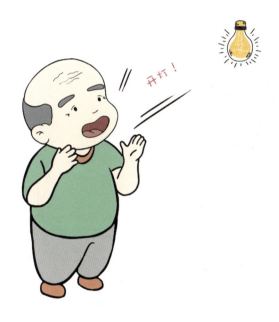

图 5-15

第五节　康复注意事项

◎ **康复注意事项**

（1）长期锻炼，持之以恒。

（2）患者应在家属或护理者陪同下进行康复训练（图5-16）。

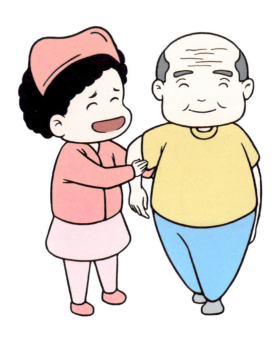

图 5-16

（3）患者应有计划、有目的地进行锻炼。帕金森病早期患者应多进行主动运动，如有氧运动或简单的体操以及线条流畅的健身操；运动时应注意颈部、肩部、肘部等关节的活动幅度逐渐增大。患者做动作有困难或已出现某些功能障碍时，要在身体条件允许的情况下尽量坚持锻炼；可多进行一些四肢运动和伸展活动，有助于缓解肌肉强直（图 5-17）。

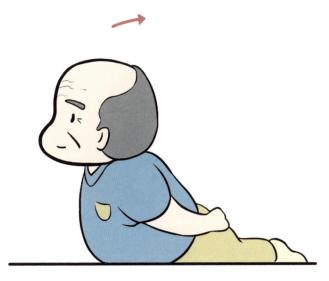

图 5-17

（4）在进行行走训练时，患者应保持思想放松，迈大步。注意：起步时，脚要抬高，翘起脚趾；落地时，脚跟先着地，尽可能保持两脚分开和背部挺直的走路姿势（图5-18）。

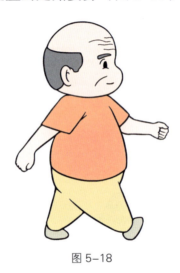

图5-18

（5）患者应保持良好心态，如身体条件允许，可坚持工作，但不宜过度劳累，注意劳逸结合。

（6）患者每天应少食多餐，多种食物合理搭配，避免体重超标。

（7）注意应对炎热天气和寒冷天气。帕金森病患者对高温天气特别敏感，因此在天气炎热时应待在温度适宜的室内（图5-19），做户外活动时，尽可能选择在清晨或在傍晚时段；天气寒冷会加重患者肢体僵硬、疼痛等症状。因此，在天气寒冷时，患者应选择在下午两点左右进行户外活动，并注意保暖。

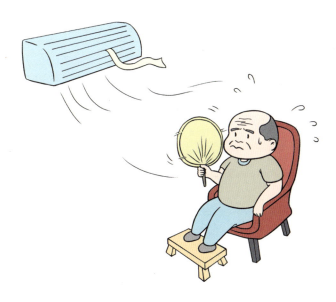

图 5-19

第六节　家属减压很重要

◎ 家属护理注意事项

家属长期护理患者，其自身的负担也非常重，包括精力、体力及心理等方面。有些帕金森病患者会出现固执、违拗等脾气性格的变化，会给家属造成很大的精神压力。

家属护理患者应注意以下几点。

（1）家属应充分理解患者，认识到患者出现的一些反常行为是病态，不与患者斤斤计较；日常开导病人的同时也开导自己，放下沉重的包袱。

（2）家属应寻求家人、朋友的理解和精神支持，给自己放松的时间去释放压力；多与患者沟通，营造宽松、和谐的家庭氛围；在精神上鼓励和支持患者，让患者能感受到家庭的温暖，并让患者认识到和帕金森病抗争不是他一个人的事情，而是全家人共同的责任。这样才能让患者有信心去战胜疾病，同时也让全家人建立起信心。

（3）家属与患者应积极参加病友交流活动，与其他病友互相交流、互相鼓励，共同渡过难关（图5-20）。

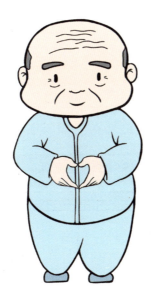

图 5-20

后　　记

1. 帕金森病的康复治疗遵循早期康复、持续康复、多学科康复、个体化的原则。

2. 精准全面的功能评定对于制订康复计划和康复方案至关重要。康复方案的制订需要融合多种康复目标，提高效率。

3. 运动疗法、物理治疗、作业治疗、言语吞咽治疗、认知康复、无创神经调控等多学科康复方式可全面地改善帕金森病早、中期患者的功能障碍。

4. 选择正规的康复机构至关重要。

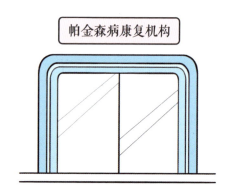